Miquel.

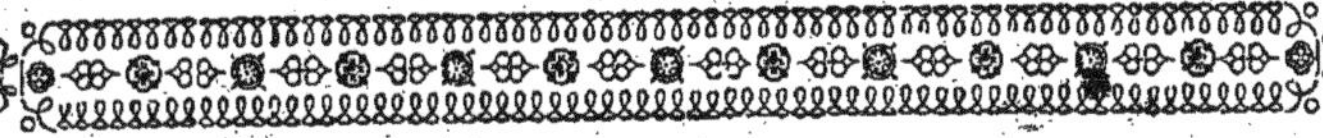

OBSERVATIONS PRATIQUES

SUR LES EFFETS

DES PILULES DE LARTIGUE

Contre la Goutte

ET LES RHUMATISMES,

RECUEILLIES PAR PLUSIEURS MÉDECINS,

ET PUBLIÉES DANS DIVERS JOURNAUX DE MÉDECINE

PAR MM. MIQUEL, AMÉDÉE LATOUR ET FUSTER.

A Paris.

Imprimerie de A. APPERT, passage du Caire, 54.

—

1840.

OBSERVATIONS

SUR LES EFFETS

DES PILULES DE LARTIGUE

CONTRE LA GOUTTE

ET LES RHUMATISMES,

RECUEILLIES PAR PLUSIEURS MÉDECINS,

ET PUBLIÉES DANS DIVERS JOURNAUX DE MÉDECINE

PAR MM. MIQUEL, AMÉDÉE LATOUR ET FUSTER.

Il faut que nous ayons eu bien souvent l'occasion de constater l'efficacité des Pilules de M. Lartigue, dans les accès de goutte, et que nous sachions qu'un grand nombre de médecins distingués de Paris et de Bordeaux y ont eu recours avec succès, pour que nous portions à la connaissance de nos lecteurs l'existence de ces pilules, que M. Lartigue, chimiste et pharmacien honoré de Bordeaux, expédie toutes confectionnées à la pharmacie Pelletier-Duclou, où elles ne sont livrées que sur l'or-donnance des médecins. Nous avons un autre but en donnant de la publicité aux résultats avantageux de ce remède, c'est de déterminer M. Lartigue à nous mettre à même de faire connaître à nos lecteurs la composition de ses pilules, qu'il ne tient, dit-il, secrète, que pour assurer à sa préparation l'unité de confection, qui est pour lui le garant de son efficacité ; les conditions imposées à son emploi, et les précautions qu'il a prises, ne permettant pas d'ailleurs de confondre ses pilules avec les médicaments particuliers exploités chaque jour par le charlatanisme. Nous dirons à un homme qui, comme M. Lartigue, jouit d'une considération des mieux méritées, et par son caractère et par ses travaux justement appréciés en pharmacie, que ces raisons, qui ont leur valeur, ne sont pas cependant suffisantes à nos yeux. Quand un praticien est arrivé à la découverte d'un traitement que des succès soutenus recommandent à l'attention générale, est-il pour lui un autre moyen d'être utile que de le soumettre à la critique impartiale des médecins, et à l'expérimentation, dans les cas analogues à ceux auxquels il l'a appliqué ?

Du reste, nous devons le reconnaître, les succès que nous avons dus à ce moyen ont triomphé de la méfiance extrême avec laquelle nous avions consenti à l'expérimenter. En moins de vingt-quatre heures nous sommes parvenu, chez plusieurs malades atteints de goutte inflammatoire violente, à arrêter tout-à-fait la douleur et à rendre la marche possible.

M. Auguste Declaron, peintre, âgé de trente-six ans, est atteint depuis huit ans de la goutte ; chaque année il a eu deux ou trois accès qui l'ont retenu plusieurs semaines chaque fois au lit. L'an passé, une attaque plus violente l'a cloué quatre mois entiers dans son fauteuil. Dans les derniers jours d'octobre 1839, il est pris de nouveau de la goutte au pied gauche, et tout annonce que cette atteinte est sérieuse. Depuis cinq jours il éprouvait des douleurs atroces, frissons, nausées fréquentes, céphalalgie, fièvre, agitation extrême ; — nuits sans sommeil, gonflement avec rougeur foncée de l'articulation tibio-tarsienne et des orteils, gonflement, rougeur et douleur au genou gauche, douleurs lombaires. — A midi il prend deux pilules de Lartigue, à six heures, deux autres pilules; aucun effet apparent; seulement le frisson, qui revenait à neuf heures, manque. A minuit, deux autres pilules; — il urine abondamment et remplit en quatre fois son vase de nuit. — A quatre heures, une sueur copieuse et épaisse se développe, les douleurs du pied et du genou diminuent sensiblement; — mieux-être très prononcé. — A six heures du matin, deux autres pilules. — Entre neuf et dix heures, une première garde-robe considérable sans colique; les garde-robes se renouvellent d'heure en heure et arrivent au nombre de dix ou onze dans la journée, sans fatigue et sans coliques. Toute douleur du pied a disparu, il n'y a que de la raideur; — le malade peut se lever pour vaquer à ses besoins et rester une heure dans son fauteuil pour faire son lit. — La nuit suivante est excellente, il se tourne et se retourne avec facilité. — Le lendemain il ne prend que quatre pilules, et a encore huit garde-robes, des sueurs et des urines abondantes. Il passe une partie de l'après-midi au coin du feu, le pied à terre. — Enfin, le second jour, à midi, il fait près d'une lieue à pied, avec le seul secours d'une canne, pour venir chez moi. — Il n'y a plus ni sensibilité ni douleur au coude-pied; il n'y a qu'un peu de gonflement.

Le frère de l'évêque de Versailles, M. Henri de B..., a été guéri, avec six pilules, de douleurs de goutte atroces, qui duraient depuis trois jours, mais qui étaient surtout intolérables depuis huit heures. A quatre heures de l'après-midi, il prend deux pilules; à dix heures, deux autres; il continue à pousser des cris jusqu'à minuit. Alors, tout-à-coup, ses douleurs se calment, et la

nuit est excellente. Il a peu de sommeil à cause des besoins fréquents d'uriner qu'il éprouve et de la transpiration abondante qui le baigne : mais il ne souffre plus.
Le lendemain, à midi, M. de B... marchait facilement
et sans douleur dans son appartement ; il n'y a pas eu de
récidive les jours suivants. Ce malade n'a eu que peu
de garde-robes, quoiqu'il ait continué encore quatre
jours les pilules à faible dose.

Ces deux faits, auxquels je pourrais en joindre un
plus grand nombre, ont été observés par moi, et ne me
permettent point de douter de l'action promptement salutaire des pilules de M. Lartigue dans les accès de goutte
aiguë et même subaiguë. J'ai préféré rapporter ces observations que celles dont je dois la communication à
quelques médecins, car déjà depuis trois ans M. Lartigue a mis à la disposition des praticiens cette préparation, afin qu'elle fût jugée par eux au lit des malades.
Parmi les médecins qui ont eu à s'applaudir du moyen
dont il est question, nous nommerons MM. les docteurs
Bourges et Revolat de Bordeaux, et à Paris, MM. Double, Marc, Beaumetz, Robert, Paulin, Carron du Vil-
lards, Simon et Sellier.

Les pilules de M. Lartigue sont de vingt centigrammes
environ ; elles ont une saveur amère assez prononcée.
On les administre dans les crises au nombre de deux, de
huit en huit heures. Six pilules suffisent souvent, mais
on peut en porter la dose plus haut. Elles ont un effet
diurétique très prononcé, et excitent la transpiration en
même temps qu'elles agissent lentement sur le canal
intestinal, et qu'elles déterminent au bout de quinze ou
dix-huit heures de leur emploi, des garde-robes faciles,
sans coliques ni malaises.

Nous avons essayé dans les douleurs de goutte une

infinité de moyens, et nous n'en avons trouvé aucun ni aussi avantageux, ni aussi rapide dans ses effets. Il va sans dire qu'il ne s'agit ici, par l'emploi de cette préparation, que d'arrêter les accès de la goutte et de faire disparaître les douleurs; quant à guérir la maladie elle-même, il n'en est pas question. La goutte est une affection générale à levain héréditaire transmissible, qui n'existe pas seulement au point où les douleurs surviennent : elle imprègne toute la constitution. C'est beaucoup toutefois d'avoir un moyen qui peut, en ouvrant des émonctoires immédiats à la cause morbide qui s'est localisée, faire disparaître les douleurs atroces qu'elle détermine.

Miquel.

(Bulletin de Thérapeutique, 15 et 30 mars 1840.)

LETTRE ADRESSÉE PAR M. LARTIGUE A M. LE Dr MIQUEL AU SUJET DE L'ARTICLE PRÉCÉDENT. — NOUVEAUX FAITS POUR CONSTATER L'EFFICACITÉ DE SES PILULES.

Monsieur le rédacteur,

Vous avez jugé convenable d'appeler l'attention des praticiens sur mes pilules, et c'est d'après les résultats avantageux que vous en avez personnellement obtenus, que vous avez considéré ce moyen comme l'un des plus utiles pour triompher, sans inconvénient pour les malades, des douleurs de la goutte. Quelque confiance que j'eusse dans mon remède, déjà apprécié un grand nombre de fois par les médecins qui y ont eu recours, je dois vous remercier d'avoir joint vos observations aux leurs, et vous savoir gré, malgré vos paroles quelque peu sévères pour moi, d'avoir porté au grand jour de la publicité l'existence d'un médicament auquel tant de goutteux ont dû et devront le prompt soulagement des tourments qui les déchirent.

Je suis extrêmement sensible à votre blâme, car, comme vous, monsieur le rédacteur, je crois que, *lorsqu'un praticien est arrivé à la découverte d'un médicament, que des succès soutenus recommandent à l'attention généra.e, il n'est pour lui d'autre moyen d'être utile que de le soumettre à la critique impartiale des médecins et à l'expérimentation dans les cas analogues à ceux auxquels il l'a appliqué.*

Mais n'est-il pas des cas, et le mien n'est-il pas du nombre, où, sans cesser d'être honorable, on doit par prudence et dans l'intérêt même du moyen, agir comme je l'ai fait jusqu'ici? L'estime que j'ai pour votre personne et pour votre journal me force à vous en faire juge, et à ne pas rester, aux yeux de vos lecteurs, sous le coup de paroles qui pourraient me nuire dans leur esprit.

Je vous le dis sans hésitation, je tiens à mes pilules; j'y tiens par les services qu'elles peuvent rendre aux goutteux et aux rhumatisants. J'y tiens pour le bien qu'elles m'ont fait, pour les douleurs qu'elles ont enlevées de ma vie, à moi goutteux, depuis le temps que j'en fais usage; je tiens à leur honneur, à leur succès, et c'est parce que j'ai, par mon expérience, la garantie de leur efficacité, que j'y ai attaché mon nom sans aucune répugnance.

J'étais goutteux à l'âge de quarante-cinq ans. Pendant dix ou douze ans, j'avais été sujet, plusieurs fois par an, à des accès intolérables de goutte inflammatoire, aux pieds et aux genoux, qui duraient souvent des mois entiers. Ni les traitements les plus méthodiques, ni le régime le mieux observé, n'avaient rien pu sur la maladie. J'avais lu et médité la plupart des auteurs qui, depuis Sydenham, avaient écrit sur la goutte. Je préparai avec soin les divers médicaments qui avaient été tour à tour employés et abandonnés. Je les essayai successivement sur moi-même et en étudiai les effets. Je ne fus point arrêté dans mes expérimentations par des dérangements dans ma santé qui compromirent pendant plus d'un an mon excellente constitution. Je persistai à me soumettre à l'usage des combinaisons thérapeutiques dont j'exécutais les formules, j'en variai les proportions et les composants. C'est dans ces tâtonnements successifs sur ma personne et durant les crises de la maladie, que je parvins enfin à trouver une association de médicaments à des doses déterminées, qui, fixe dans sa composition et dans ses effets, a terminé depuis lors, en peu d'heures, ou a même prévenu tous mes accès de goutte.

Les succès que j'observais sur moi-même ayant été obtenus sur plusieurs autres goutteux, je désirai qu'il fût fait des expérimentations sur une plus large échelle. Je demandai, à cette intention, à la Société royale de médecine de Bordeaux, dont je suis membre, de faire constater sur d'autres goutteux les effets que j'avais observés, et que je portai à sa connaissance. Je mis à la disposition de la société toutes les pilules dont elle pouvait avoir besoin, et je déposai ma formule cachetée au secrétariat, à la condition qu'elle ne fût ouverte qu'après le rapport de la commission qui serait nommée. Mon but, dans cette réserve, était de ne pas voir préjuger la question par la connaissance des médicaments qui faisaient la base de ma préparation.

La société porta peu d'attention au dépôt que j'avais

fait dans sa séance générale du 22 août 1836, ce qui me détermina, cinq mois après (20 janvier 1837), à demander la main-levée de mon paquet, qui me fut remis par M. le secrétaire général.

Plus tard, j'ai trouvé dans le zèle bienveillant de plusieurs honorables médecins de Bordeaux, MM. Bourges, Revolat, Pereyra, Azam, Caussade, Bouché de Vitray, Darroze à Pontoux (Landes), Lasserre, à Dax, etc., un appui qui m'a été fort utile pour le perfectionnement de ma composition, et qui, tout en confirmant les bons effets obtenus par les expérimentations qui se faisaient dans divers départements, et surtout à Paris, vint enfin me rassurer sur les craintes qui me restaient encore de me faire illusion sur les effets positifs de mes pilules, pour le prompt soulagement des douleurs de goutte et des affections rhumatismales.

Si, au lieu d'une préparation composée, ce médicament eût été une substance simple, invariable dans ses effets, et dont le mode d'action ne pouvait subir aucune modification par la différence de manipulation, alors, n'en doutez pas, monsieur le rédacteur, j'aurais immédiatement fait connaître cette substance, sachant qu'il n'en fallait pas davantage pour doter la thérapeutique d'un médicament nouveau contre la goutte. Mais, quand ce médicament est un composé de diverses substances, quand les soins à apporter dans leur choix et dans leur manipulation, sont d'une nécessité absolue pour lui assurer une unité d'action, n'était-il pas prudent, avant d'en publier la formule, d'en faire constater les propriétés par un grand nombre de praticiens ? Devais-je m'exposer à laisser mettre sur le compte de mon médicament des insuccès qui n'auraient été dus qu'à des défauts de préparation, et à voir rejeter dès les premiers essais, un agent thérapeutique dont une différence dans le mode de confection eût empêché de constater les avantages ? Fidèle à la marche que j'avais cru prudent et sage de me tracer, j'ai, depuis six ans, multiplié les expérimentations autant qu'il m'a été possible de le faire; et dans ce but, j'ai toujours livré gratuitement aux médecins qui ont voulu les expérimenter, les pilules dont ils ont pu avoir besoin. Plus tard, et quand les faits qu'elle aura observés seront venus se joindre à ceux que je lui ferai connaître, je présenterai à l'Académie royale de médecine un mémoire qui, par les observations nombreuses de guérison qu'il contiendra, méritera, je l'espère, l'approbation de cette illustre compagnie. Alors aussi je publierai ma formule exacte, convaincu qu'il n'y aura plus de chances défavorables pour ce médicament, et que les insuccès qui pourront être constatés seront dus, non pas à la nature des composants, mais à la manière dont ils auront été traités.

En attendant, monsieur, je crois que le choix fait par moi, à Paris, de la pharmacie Pelletier-Duclou, pour y établir le dépôt général de mes pilules, *la condition de n'en jamais livrer sans ordonnance de médecin, et la certitude que cette condition sera rigoureusement observée,* me fera trouver grâce aux yeux des hommes même les plus désireux de conserver la dignité de leur honorable profession.

Du reste, je fais appel à votre justice et au désir du bien qui vous anime pour insérer à la suite de ma lettre, les faits pratiques recueillis par plusieurs médecins considérés de Bordeaux qui m'ont chargé de vous les adresser. Les nombreuses observations que j'ai recueillies moi-même ne sauraient avoir, à cause de mon incompétence, ni autant de poids à vos yeux si vous aviez encore quelque doute, ni autant de valeur auprès des médecins.

F. LARTIGUE , ancien Pharmacien,
Membre de l'Académie des sciences, belles lettres et arts de Bordeaux ,
Correspondant de l'Académie royale de Médecine de Paris, etc.

Il y a déjà plusieurs années que M. Lartigue lut, dans le sein de notre Société de médecine, une note sur l'effet des pilules qu'il avait essayées sur lui-même, et qui avaient fait avorter plusieurs attaques de goutte d'une manière presque instantanée. Il déposait dans un billet cacheté la formule de ces pilules, et en mettait une certaine quantité à la disposition des membres, pour qu'ils pussent répéter les essais qui lui avaient déjà réussi. Cet appel ne fut pas entendu. Aucun médecin, ou presque aucun, n'eut l'occasion d'employer ce remède. M. Lartigue, dans un voyage qu'il eut l'occasion de faire à Paris, en parla à quelques-uns de ses amis ; et ce moyen, employé par un assez grand nombre de médecins haut placés, eut une partie des succès qu'il en avait espérés.

Vers le commencement de cette année, M. Lartigue me parla de nouveau de ses pilules, me rapporta les effets qu'on en avait obtenus à Paris et à Bordeaux depuis quelque temps, et me pria de les employer dans mon service à l'hôpital Saint-André, dans plusieurs cas qui pourraient nécessiter leur emploi.

Bien rassuré par la confiance toute personnelle que m'inspirent et les talents et la probité bien connus de M. Lartigue, je n'hésitai pas à faire les essais qu'il désirait.

Je dois rendre un compte très sommaire des effets que j'ai obtenus. J'ai les observations prises avec les plus

grands détails, mais il me semble inutile de les rapporter ici.

J'ai donné les pilules de M. Lartigue à huit malades :

Deux atteints de goutte aiguë ;

Trois de rhumatismes articulaires chroniques, avec nodosités dans les articulations des doigts et des orteils ;

Trois atteints de rhumatismes musculaires subaigus et chroniques.

Des deux malades atteints d'une attaque de goutte aiguë, le premier, après avoir été saigné et avoir supporté sans succès deux applications de sangsues sur l'articulation du gros orteil, fut guéri, en peu de jours, par quatre doses des pilules de M. Lartigue.

Le second, chez lequel la goutte n'était pas aussi aiguë, a été soulagé par plusieurs doses des pilules, réitérées à deux jours d'intervalles, et n'a été complètement guéri que par un usage longtemps continué.

Des trois rhumatismes articulaires chroniques, un qui était vraiment perclus, qui n'avait presque aucun mouvement de ses membres, est sorti de l'hôpital à peu près guéri après l'usage, prolongé pendant un mois, des pilules.

Le deuxième a été guéri assez promptement.

Chez le troisième, les pilules n'ont eu aucun effet.

Chez les trois malades atteints de rhumatismes musculaires chroniques ou subaigus, le premier, soulagé par l'usage des pilules, n'a pu en continuer l'effet, et a été guéri par les bains de vapeur.

Le deuxième fut guéri assez promptement.

Le troisième, atteint d'un rhumatisme du sterno-mastoïdien, a été guéri en quinze jours par des doses répétées tous les deux jours.

Tous mes malades ont très-bien supporté les pilules ;

leur estomac n'en a été nullement fatigué. Après plusieurs tâtonnements, voilà la manière de les administrer qui m'a paru la plus convenable.

Je prescrivais deux pilules le soir et deux pilules le lendemain matin, pour la première fois.

Cette dose amenait, vers quatre ou cinq heures de l'après-midi, deux ou trois selles, sans coliques ni douleurs.

Deux pilules données le surlendemain soir, produisaient le même résultat trente-six ou quarante heures après. — La première dose était donc de quatre pilules, et les suivantes de deux le soir, de deux jours l'un.

Un seul de mes malades a nécessité, pour la première fois, six pilules.

A une dose plus élevée, j'ai observé des superpurgations suivies pendant quelques jours de diarrhées assez intenses, mais sans coliques.

Chez plusieurs, l'effet sédatif des pilules se faisait sentir avant la purgation; chez d'autres, il y avait dans la nuit un peu d'inquiétude; l'amélioration ne survenait qu'après les évacuations.

Quoique j'aie été obligé de continuer chez quelques malades, pendant assez longtemps, l'usage de ces pilules, bien loin d'en être dégoûtés, ils en réclamaient avec instance la continuation.

On doit observer que les essais que j'ai faits à l'hôpital de Bordeaux l'ont été du 1er janvier au 10 avril, temps le moins propre à traiter les maladies que je combattais.

Bordeaux, 11 avril 1840.

Emile PEREYRA,
Médecin de l'hôpital Saint-André.

Faits observés par M. le docteur Azam.

Dans le dernier n° du *Bulletin général de Thérapeutique,* que vous publiez, vous avez fait connaître à vos lecteurs les heureux effets que vous avez obtenus de l'emploi des pilules de notre honorable M. Lartigue, sur plusieurs de vos malades atteints d'accès de goutte aiguë.

M. le docteur Ferrus a signalé à l'Académie de médecine, dans sa séance du 31 mars dernier, un résultat non moins heureux, obtenu dans un cas semblable chez un de ses malades, auquel il avait prescrit l'emploi de ces mêmes pilules.

Comme vous, monsieur, je pense qu'il est utile de chercher à arrêter l'attention des praticiens sur l'emploi de ce nouveau moyen thérapeutique. L'expérience de la généralité des médecins nous apprendra jusqu'à quel point nous pouvons compter sur ses vertus, manifestées jusqu'ici par un assez grand nombre de faits auxquels on peut ajouter celui que je vais avoir l'honneur de vous rapporter.

Madame ***, âgée d'environ quarante-cinq ans, d'une constitution délicate, mais jouissant d'ailleurs d'une assez bonne santé, éprouvait par intervalle, particulièrement pendant le temps froid et humide, et cela depuis près de six ans, une douleur au gros orteil du pied gauche, avec rougeur et tuméfaction de cette partie. Quelquefois cette douleur, après avoir acquis une assez grande intensité, abandonnait le gros orteil et se portait sur l'articulation tibio-tarsienne du même pied, qu'elle occupait pendant trente ou quarante jours, en diminuant insensiblement et disparaissant enfin, pour se reproduire, deux ou trois mois après, à son siége primitif, au gros orteil.

Au commencement du printemps de l'année 1839, la douleur dont il s'agit se manifesta, pour la première fois, au genou droit, et abandonna, pour ne plus s'y montrer, et le gros orteil et l'articulation du pied ; sa marche et son intensité furent au genou ce qu'elles avaient été au gros orteil : je veux dire que, même dans ses plus grandes souffrances, la malade fut constamment sans fièvre, et qu'elle ne fut jamais réduite à l'impossibilité absolue de marcher dans l'intérieur de sa maison.

Des liniments calmants, usités en pareil cas, sont les seuls moyens dont nous ayons pu faire usage, mais sans succès notable. La cyanure de potassium, dans les proportions de 60 centigrammes sur 30 grammes d'axonge en frictions, a souvent calmé la douleur.

Enfin, ayant appris que plusieurs de nos honorables confrères avaient, dans des cas analogues, prescrit avec succès les pilules de Lartigue, nous les proposâmes à la malade, qui consentit à en faire usage.

En conséquence, deux pilules furent prises le 4 janvier dernier, à trois heures du matin, et deux autres à trois heures du soir, sans effet sensible.

Le lendemain 5, la malade prit, aux mêmes heures, le même nombre de pilules ; elles provoquèrent plusieurs garde-robes, sans coliques ni dérangement, qui furent suivies d'une diminution notable de la douleur.

Le 6, point de médication ; la sécrétion de l'urine paraît être augmentée ; mieux-être de la malade.

Le 7 et le 9, la malade prit, aux mêmes heures, le même nombre de pilules, qui provoquèrent, comme les premières, plusieurs garde-robes sans irritation ni coliques, et la disparition complète de la douleur qui, jusqu'à ce jour, ne s'est pas reproduite.

J'ai l'honneur d'être, etc.

AZAM, D.-M.

Bordeaux, 12 avril 1840.

Faits observés par M. le docteur Bouché de Vitray.

Les caractères différentiels des affections goutteuses et rhumatismales ne sont pas assez tranchés pour admettre deux maladies bien distinctes, réclamant des indications opposées; aussi l'agent thérapeutique dont je vais signaler l'action est-il présenté, par M. Lartigue, comme exerçant une sorte de spécialité contre ces deux affections.

Madame veuve Latus, douée d'un tempérament pléthorique, était, depuis quinze ans, atteinte d'une affection rhumatismale, qui sévissait à des intervalles plus ou moins éloignés, mais particulièrement sous l'influence d'une atmosphère froide et humide, et d'une prédisposition entretenue par un sang naturellement trop fibrineux, avec la facilité de déplacement propre à cette phlegmasie; les douleurs se mobilisaient fréquemment, et rarement se fixaient sur le siége primitif du mal. Il ne paraît pas que la cessation du flux menstruel ait modifié sensiblement son caractère et sa marche : douleur tensive avec tiraillement, alternative de rémission et de paroxisme, sensation plus douloureuse au moindre contact, à la plus petite contraction musculaire, fièvre, brusque transition d'un siége à l'autre, gonflement des parties affectées; tels sont les phénomènes qui ont signalé cette maladie dans ses différentes apparitions. Les saignées générales et locales, les purgations, les embrocations adoucissantes et puis stimulantes, composèrent la série des principaux agents thérapeutiques dirigés contre elle.

L'hiver passé, les conditions accoutumées ayant amené une nouvelle explosion du mal, les douleurs eurent pour siéges consécutifs les muscles des épaules, ceux du bras, et l'articulation radio-carpienne des deux côtés. Madame Latus, fatiguée du traitement rationnel, eut l'idée de recourir aux pilules composées et préconisées par M. Lartigue. La position sociale de ce chimiste distingué, sa probité bien connue, éloignant toute idée de spéculation et nous interdisant tout doute, quant à ses assertions, nous consentîmes à surveiller son emploi et ses effets.

En février dernier, pour se conformer au mode d'administration indiqué par M. Lartigue, madame Latus prit huit pilules en vingt-quatre heures, divisées par doses de deux pilules de huit heures en huit heures. Les deux premières n'amenèrent aucun changement notable, les deux suivantes produisirent un mieux sensible, et l'ingestion des six autres fut suivie de la disparition à peu près complète des douleurs, et de la résolution presque subite du gonflement produit par le rhumatisme.

La malade avait eu, sans fatigue, douze à quinze garde-robes accompagnées d'une abondante transpiration; mais l'augmentation de la sécrétion urinaire, annoncée comme un des effets du remède, fit faute en cette circonstance.

Depuis, madame Latus n'a éprouvé aucune de ces récidives qu'amenaient presque toujours les modifications atmosphériques.

Cette observation nous ayant paru satisfaisante, nous faisons des vœux pour que de semblables épreuves se multiplient avec les mêmes résultats.

Bouché de Vitray, D.-M.

Bordeaux, ce 15 avril 1840.

Faits observés par M. le docteur Révolat.

M. C. de L., payeur de la Gironde, sujet à la goutte depuis plusieurs années, en éprouva un fort long et violent accès, à Paris, à l'entrée du printemps de l'année dernière. Un très habile médecin, M. le docteur Double, lui prodiguant ses conseils, et reconnaissant l'insuffisance des moyens thérapeutiques ordinaires, lui conseilla l'usage des pilules de Lartigue. Le succès ayant répondu à l'attente du médecin et du malade, celui-ci résolut de recourir uniquement à ce médicament en cas de récidive à l'avenir. Plusieurs mois après, en effet, à Bordeaux, vers la fin de juillet, la goutte se manifesta à un pied, et presque incontinent à l'autre. Cet incident même était, dans ce moment, d'autant plus fâcheux et contrariant, que le malade devait se mettre en route le jour suivant. Le repos et l'emploi de deux pilules le matin et une le soir, pendant trois jours, atténuèrent et dissipèrent les douleurs arthritiques, et lui permirent de ne pas différer plus longtemps son voyage. Depuis lors, il n'a plus eu d'autres rechutes, en s'opposant, par intervalles, à l'aide d'une ou de deux pilules, à la constipation, contre laquelle il se tient toujours en garde.

M. J. M., un de mes parents, d'un âge assez avancé, sujet à une affection goutteuse, se trouvait momentanément à Paris, en novembre dernier. Un violent accès de goutte y prolongea forcément son séjour. A peine convalescent, il songea à son retour; mais la fatigue inséparable du voyage et le mauvais temps, entretinrent des douleurs vagues et articulaires, avec insomnie, anorexie, constipation, etc.; les douleurs ont disparu, le sommeil et l'appétit sont revenus, l'excrétion alvine s'est rétablie par l'emploi ménagé d'une vingtaine de pilules de Lartigue pendant quatre jours.

Consulté, il y a quelques semaines, par M. D., qui, depuis plusieurs jours, était retenu dans sa chambre par un accès de goutte au pied gauche, et n'éprouvait pas, par un traitement ordinaire, le prompt soulagement qu'il désirait, je lui conseillai, d'après ma récente expérience, de recourir aux pilules de Lartigue. Il acquiesça à cet avis, et dès le lendemain, il s'en munit et en fit usage pendant plusieurs jours, sans en éprouver la moindre fatigue, et avec un résultat salutaire. Soulagement prompt, sommeil dès la première nuit, évacuations pendant trois jours amenées par six pilules prises dans les vingt-quatre heures. M. D. prit quinze jours après quatre pilules ; depuis cette époque, il est parfaitement bien.

Je pourrais rapporter plusieurs autres observations analogues, que m'ont fournies des personnes chez lesquelles, à bon droit, j'avais lieu de soupçonner une cause morbifique, émanant d'un principe rhumatismal ou goutteux. L'expérience sans doute des praticiens ne tardera pas à sanctionner les effets de ce médicament, et à préciser les cas où on devra l'employer avec un égal succès.

REVOLAT père, ancien médecin en chef des armées.

Cas observé par M. le docteur Bourges.

Un de mes malades, atteint d'une goutte vague dont les suites avaient présenté des accidents sub-apoplectiques, a été promptement soulagé d'une vive attaque, portée sur le genou gauche, par l'administration de deux pilules anti-goutteuses de M. Lartigue. La même personne prévient de semblables accidents, en prenant de temps en temps deux, quatre ou six de ces pilules, suivant les circonstances.

BOURGES, médecin de l'hôpital St-André.

(*Bulletin de Thérapeutique*, 15 et 30 avril 1840.)

Plusieurs journaux de médecine ont appelé l'attention des praticiens sur les pilules de M. Lartigue, et ont mentionné les avantages qu'on retire de ce nouveau remède contre la goutte. Dans un de ses derniers numéros notamment, le *Bulletin de thérapeutique* a inséré des observations très importantes qui nous ont donné le désir de vérifier, nous-mêmes, les vertus de ce nouvel agent thérapeutique.

D'ailleurs les noms des médecins recommandables qui ont constaté l'efficacité réelle de ce médicament, et parmi lesquels nous citerons MM. Bourges, Révolat, Azam, Péreyra, Bouché de Vitray, Cazenave, etc., etc., à Bordeaux, MM. Double, Marc, Miquel, Robert, Beaumetz, etc., etc. ; à Paris, la juste considération dont jouit la pharmacie Pelletier-Duclou, où est établi le dépôt général de ces pilules, et, *où elles ne sont délivrées que sur l'ordonnance des médecins,* l'insuffisance surtout des médications que la thérapeutique oppose à cette terrible affection, nous ont porté à les prescrire à nos malades, et à en étudier nous-mêmes les effets : c'est le résultat de nos observations que nous allons soumettre à nos lecteurs, convaincu qu'ils nous sauront gré d'avoir porté à leur connaissance des faits aussi concluants que ceux qu'on va lire.

OBS. Iʳᵉ. — M. Solb...., ingénieur en chef des mines royales de Villefort et de Vialas (Lozère), âgé de 41 ans, est goutteux depuis l'âge de 22. Les crises qui ont pris une intensité toujours croissante, reviennent, depuis quelques années, deux ou trois fois par an. Elles se prolongent souvent au-delà d'un mois, et laisent ensuite, selon la saison, un engourdissement et une faiblesse plus ou moins prolongés dans les membres atteints.

Etant dernièrement à Paris, M. Solb.... est pris d'un accès de goutte très violent. L'articulation du genou droit est rouge, gonflée, ainsi que le gros orteil du même côté : douleurs atroces, fièvre, insomnie, etc. Nous lui conseillons l'usage des pilules de Lartigue : deux sont administrées le soir vers six heures, et suffisent pour amener dans la nuit trois selles copieuses et une transpiration abondante ; il prend le matin deux autres pilules qui entretiennent l'effet produit. Dès ce moment les douleurs commencent à disparaître ; les articulations deviennent plus libres ; un bien-être général succède à l'état de souffrance ; un sommeil de quelques heures termine l'accès, et contre son attente, au bout de 18 heures de traitement, M. Solb.... peut se lever et marcher. Le second jour, il peut continuer de vaquer à ses affaires, dans les rues de Paris.

Obs. II. — M. H. du Poss.., colonel en retraite, rue Jacob, âgé de 61 ans, a fait 24 campagnes ; il est atteint depuis quelques années de douleurs goutteuses et rhumatismales, envahissant tantôt les articulations, tantôt les muscles pectoraux, etc., attribuant cet état à sa vie passée, aux nombreuses blessures qu'il a reçues, et particulièrement à une balle qu'il porte, depuis l'âge de 44 ans, dans les muscles voisins de l'omoplate gauche, M. H. du Poss.. n'a eu recours qu'à de simples calmants.

Mais au commencement de cette année, les douleurs prirent un caractère plus aigu : la constipation à laquelle le malade est sujet devint opiniâtre : les urines, devenues plus rares, se montrèrent plus foncées, déposant un sédiment rouge et graveleux, et produisant par leur passage une légère irritation du canal de l'urètre. Les orteils devinrent, l'un après l'autre, très douloureux, néanmoins sans rougeur trop prononcée. — Un gonflement se manifesta à la malléole interne gauche; sans être tout-à-fait impossible, la marche était du moins très douloureuse. — Le 15 mars, M. H. du Poss.. fut mis à l'usage des pilules de Lartigue. — Il en prit quatre en deux fois, les doses à six heures d'intervalle l'une de l'autre; il monta en voiture pour se rendre à Argenteuil, où ses affaires l'appelaient: il déjeûna et dîna mieux que de coutume, revint à Paris le soir, et dut s'arrêter plusieurs fois en route pour satisfaire au besoin d'uriner. — La nuit fut plus calme que les précédentes : le besoin d'uriner interrompit fréquemment le sommeil du malade, qui trouva le matin, à son grand étonnement, son vase de nuit presque rempli d'une urine limpide, légèrement colorée et sans dépôt. — Il prit, en se levant, une nouvelle pilule, et continua pendant quatre jours encore ce traitement, ce qui porta à huit la dose des pilules prises en cinq jours. Pendant ce temps, quelques selles survinrent, la liberté du ventre s'établit; les urines continuèrent à être abondantes et claires, la démangeaison du canal de l'urètre disparut, les douleurs des orteils se dissipèrent. M. H. du Poss.. n'a plus éprouvé que quelques vagues douleurs dues aux brusques changements de la température. Il continue, à la moindre recrudescence du mal, à prendre des pilules, et il s'en trouve à merveille.

Obs. III. — M. P. de Saint-André, rue du Bac, est sujet depuis plusieurs années à des attaques de goutte, qui le retiennent quinze jours à trois semaines dans sa chambre, ne lui permettant le libre usage de ses membres qu'un mois et demi ou deux mois après.

Une attaque se manifeste vers la fin du mois dernier : elle se présente avec les caractères des attaques précédentes. Tout présage qu'elle aura la même durée : le jeudi soir la goutte est fixée au pied gauche, le gros orteil offre une rougeur très prononcée, un gonflement considérable, une extrême sensibilité. Dans la nuit, le malade est réveillé par les douleurs qui deviennent de plus en plus intenses. Le vendredi matin, elles sont atroces, et le malade ne peut plus poser le pied à terre. Il commence l'usage des pilules de M. Lartigue : redoutant l'action trop énergique de ce médicament qu'il ne connaît pas, il n'en prend qu'une d'abord : elle est sans effet, et les douleurs persistent tout le jour. Deux nouvelles pilules sont prises le soir.

Le malade, qui a passé la journée dans un fauteuil, se couche peu après leur administration : les douleurs s'apaisent : le malade s'endort, son sommeil est assez paisible ; à son réveil, la sensibilité est considérablement diminuée. Quelques instants après, une évacuation abondante a lieu : elle ne se renouvelle pas dans toute la journée du samedi, pendant laquelle M. P. de Saint-André a pris encore deux pilules, l'une le matin, l'autre le soir. La douleur disparaît, le gonflement existe à peine. Le dimanche matin, le malade prend une sixième pilule : il a deux évacuations dans la journée, et se trouve si bien qu'il ne croit pas nécessaire de recourir le soir à l'administration d'une septième pilule. Le lundi, en effet, toute trace de gonflement et de sensibilité a disparu, et M. P. de Saint André reprend ses habitudes ordinaires.

Comme on le voit, la dose de ces pilules varie suivant la constitution et la susceptibilité des malades ; c'est aux médecins, ayant la connaissance de la sensibilité plus ou moins vive des organes abdominaux à en augmenter ou à en diminuer la quantité.

Nous pouvons pourtant établir que quatre à six pilules dans les vingt-quatre heures, prises de deux en deux et de huit en huit heures, conviennent dans le plus grand nombre de cas, et qu'à cette dose les malades ont depuis deux jusqu'à six garde-robes, sans coliques ni dérangement. Si les douleurs continuaient et qu'il n'y ait eu qu'un petit nombre d'évacuations, les malades pourraient prendre deux pilules le surlendemain matin, et continuer cette dose pendant un jour ou deux.

Il nous reste à témoigner un désir auquel, nous l'espérons sincèrement, M. Lartigue se rendra. La formule de ce médicament est encore secrète. Nous savons bien les bonnes raisons que tout inventeur d'un remède utile peut faire valoir pour en conserver la propriété exclusive; mais nous savons aussi qu'il est des considérations de haute libéralité qui doivent dominer toutes les autres, et c'est pour nous un devoir de prier M. Lartigue de donner un bel exemple.

AMÉDÉE LATOUR.

Gazette des Médecins-Praticiens (4 juin 1840).

On a dit avec raison que le signe infaillible de l'incurabilité d'une maladie, c'est la profusion de ses remèdes; ce principe s'applique malheureusement à beaucoup d'affections graves qui font encore le désespoir de la médecine pratique. La goutte surtout, cette maladie si commune, la plus cruelle peut-être et certainement la plus opiniâtre, la goutte surtout justifie jusqu'à ce jour de la vérité de ce principe. Qui ne sait par combien de moyens on a prétendu la guérir ; mais qui ne sait aussi combien ont été vaines ces promesses de guérison ? Au moment où nous écrivons ces lignes, l'Académie royale de médecine de Paris, donnant tête baissée dans l'opinion intéressée des prôneurs de certaines eaux minérales, assure, contre l'évidence et au mépris de faits qui prouvent le danger réel de ces eaux, que les goutteux doivent retrouver la santé après l'usage des eaux de Vichy, quand l'honorable M. Prunelle, premier médecin de ces sources et praticien consommé, déclare à qui veut l'entendre, comme il nous l'a déclaré à nous-mêmes, que les eaux de Vichy décident au contraire des métastases mortelles de la goutte articulaire, et consomment ainsi la ruine des malades, bien loin de les guérir.

On doit être peu surpris que des affections comme la goutte deviennent le point de mire des inventeurs de remèdes, quand on réfléchit qu'elles attaquent de préférence les gens riches, qui n'achètent jamais trop cher la douce espérance de prolonger leur vie. Si ces remèdes tant vantés n'avaient d'autre effet que d'endormir l'impatience de ces malades en les préparant à attendre tranquillement la solution naturelle de leurs crises, s'ils palliaient simplement leurs douleurs, si même ils ne pouvaient leur nuire, nous serions d'avis de les laisser dans une sécurité sans conséquence, nous en référant à leur propre expérience pour faire enfin justice des promesses du charlatanisme. Mais la plupart de ces remèdes ne sont rien moins qu'inoffensifs : aucun n'atteint le principe de la goutte, et presque tous l'exaspèrent par une perturbation inopportune. Sous leur influence, la fluxion goutteuse appelée violemment du dehors dans les viscères, compromet tôt ou tard les jours des goutteux, en décidant chez les uns une angine de la poitrine, chez les autres une apoplexie. Telle est la seule action bien avérée des préparations les plus accréditées contre la goutte.

Cependant la goutte, non plus que les autres maladies spécifiques, paraît peu faite pour se soustraire à tout jamais aux ressources de la médécine. Le remède à ce mal existe, car la nature ne nous envoie guère de ces maladies sans nous suggérer tôt ou tard les meilleurs moyens de les détruire. Nous l'avons vu successivement pour la syphilis, pour les fièvres d'accès, pour les scrofules, pour la gale. La véritable difficulté consiste précisément dans la découverte de l'anti-arthritique. Eh bien, cette découverte, M. Lartigue pourrait presque la revendiquer aujourd'hui en faveur de ses pilules anti-goutteuses.

Nous ne connaissons pas personnellement M. Lartigue, mais nous savons que M. Lartigue est un pharmacien distingué de Bordeaux, entouré d'une considération bien méritée, et au-dessus, par son caractère autant que par sa position, du moindre soupçon de charlatanisme. Nous savons, en outre, que ce pharmacien, goutteux lui-même, s'est mis en quête de moyens curatifs de la goutte après avoir épuisé sur sa personne presque tous les remèdes dirigés contre cette cruelle maladie ; nous savons enfin que c'est par une suite d'essais multipliés, dont il était lui-même le sujet, qu'il s'est arrêté définitivement à la composition actuelle de ses pilules. Rien ne nous paraît manquer à la garantie de la préparation proposée, si ce n'est la publication de la formule, dont M. Lartigue fait encore un mystère. Nous espérons cependant, ainsi qu'il l'a dit lui-même, que ce mystère n'est que temporaire, et qu'il publiera bientôt sa formule. En attendant, nous ne pouvons qu'applaudir aux précautions qu'il a prises pour éviter que ce médicament qui, employé avec prudence et discernement par les médecins, et destiné à rendre de véritables services, ne puisse devenir une cause d'accidents s'il était mis à la disposition des malades. D'après la volonté formelle de M. Lartigue, *ses pilules ne peuvent être livrées que sur l'ordonnance des hommes de l'art.* C'est cette condition dont l'observation rigoureuse est assurée par le choix fait par M. Lartigue de la pharmacie Pelletier - Duclou pour y établir le dépôt général de sa composition, qui a décidé les médecins à expérimenter sa nouvelle préparation; aussi ces expérimentations ont - elles été faites par les praticiens les moins aventureux et les plus haut placés dans l'opinion de leurs confrères. Il nous suffira de citer les noms de MM. Double, Chomel, Ferrus, Marc, à Paris, et de MM. Bourges, Revolat, Péreyra, Azam, etc., à Bordeaux, pour convaincre nos lecteurs qu'il s'agit ici d'une épreuve sérieuse et d'un agent médicateur important.

Plusieurs journaux de la capitale ont déjà entretenu le public des succès de ces expériences. *Le Bulletin thérapeutique,* spécial sur ces questions, en a même fait l'objet de deux longs articles, dans lesquels M. Miquel, son rédacteur en chef, confirme les bons effets de l'action des pilules anti-goutteuses de Lartigue par les résultats de ses propres observations.

Nous avions besoin de l'ensemble de ces témoignages pour nous déterminer à essayer, de notre côté, la puissance curative de ce nouveau moyen. Notre expérience personnelle n'a pas démenti l'expérience des autres praticiens : nous avons reconnu comme eux que les pilules de Lartigue jouissent d'une efficacité réelle contre les maladies goutteuses, et que leur emploi, s'il est dirigé avec la prudence requise, assure aux malheureux malades un soulagement très prompt. Voici deux observations tirées de notre pratique; nous y joignons deux ou trois du même genre empruntées à nos confrères, afin de donner plus de crédit aux règles pratiques que nous en déduirons. Commençons par ces dernières :

I. M. Charles S..., âgé de cinquante ans, d'une constitution lymphatico-bilieuse, a fait la guerre de l'empire au nord et au midi de l'Europe.

Ce sujet a communément deux accès par an de goutte aiguë régulière, siégeant sur les deux premières articulations métatarsophalangiennes des deux pieds. L'un de ces accès est plus fort que l'autre. Le plus fort a lieu à l'approche de l'équinoxe du printemps, quelquefois un peu plus tard, et dure d'un mois et demi à deux mois sans que le malade puisse marcher; le second accès est à peine marqué.

Le médecin a conseillé les pilules de Lartigue à l'instant de l'imminence d'un fort accès de goutte, et l'emploi de ces pilules a parfaitement enrayé cet accès. Depuis, le malade va très bien, et il a déclaré n'avoir jamais obtenu le même effet de toutes les drogues qu'on lui a si souvent fait prendre dans les pays qu'il a successivement habités.

L'observation précédente appartient à M. Casenave. Elle offre l'exemple d'une crise violente de goutte réprimée avant sa manifestation. Les faits de cette espèce, assez nombreux parmi les observations sur l'emploi des pilules Lartigue, établissent donc que les pilules dont il s'agit peuvent prévenir les accès violents de goutte.

II. M. R., entrepreneur de travaux public au Mans, est sujet à la goutte depuis quatre ans environ. Sur le point de faire un voyage à Paris au mois de janvier dernier, sa place retenue à la diligence, M. R. est pris d'une violente attaque de goutte au pied gauche. Deux pilules de Lartigue procurent d'abondantes garde-robes. Aussitôt après les douleurs cessent, le mouvement du pied se rétablit, et deux jours après le malade part pour Paris, où il vaque à ses affaires sans ressentir la plus petite douleur.

Ici il s'agit d'un accès de goutte commençant, et l'on voit que deux pilules suffisent pour en délivrer complètement le patient. Ce nouvel ordre de faits prouve que les pilules de Lartigue peuvent enlever les accès de goutte dès les premiers instants de leur explosion.

III. M. C., ancien chef de bataillon en retraite, d'une forte constitution, est sujet à des accès de goutte qui se renouvellent assez habituellement au printemps et en automne, affectant tantôt les genoux, tantôt les orteils.

Au mois de février dernier, M. C. est pris tout-à-coup d'une douleur atroce à l'épaule et au bras droit, avec gonflement et rougeur de la main qui rend impossible le plus léger mouvement. Pendant deux nuits de suite les douleurs sont si vives, qu'il est impossible au malade de goûter le moindre repos. Deux pilules sont administrées à deux heures de l'après-midi ; deux autres à dix heures du soir. Jusque-là pas d'effet sensible ; mais vers minuit les douleurs se calment, et un sommeil de six heures suivi au réveil d'une selle copieuse, répare les forces de M. C., et rend un peu plus faciles les mouvements du bras et de la main.

Deux nouvelles pilules sont prises à huit heures du matin ; cinq garde-robes sans coliques ont lieu dans la journée. Dès le lendemain, M. C. se trouve tout-à-fait rétabli.

Le cas de goutte de M. C. s'écarte déjà des faits de goutte régulière et rentre dans ceux de goutte anomale ; c'est peut-être à cette cause qu'on doit attribuer le besoin de réitérer l'usage des pilules de Lartigue avant d'en obtenir un bon effet assez apparent. Un autre phénomène digne de remarque, c'est que la première prise des pilules a été suivie presque immédiatement d'un calme sensible, quoiqu'elle n'eût amené ni garde-robes ni aucune évacuation apparente. Cependant des garde-robes abondantes se sont déclarées à la suite de leur continuation, ce qui a produit dès le lendemain la disparition complète des phénomènes goutteux des jours précédents.

Les trois exemples cités offrent des faits de goutte imminente, de goutte au commencement de la crise et de goutte anomale qui durait déjà depuis deux jours. Malgré la diversité de ces cas, les pilules de Lartigue ont opéré tout aussi efficacement, seulement le même effet a été obtenu par des prises différentes du médicament.

Les deux observations qui suivent nous appartiennent. L'une est un cas de rhumatisme goutteux chronique ; l'autre un cas de douleurs goutteuses vagues. On va voir que les pilules de Lartigue ont eu le même avantage que dans les cas de goutte plus franche et plus récente.

IV. Madame B., âgée de soixante-quatre ans, était atteinte depuis quinze ou vingt ans d'une douleur sciatique permanente qui faisait place quelquefois à une douleur aiguë du genou, du tarse ou des orteils de l'un ou de l'autre membre, accompagnée de tension, de rougeur, de gonflement et de l'appareil ordinaire des inflammations goutteuses. Madame B. avait eu recours, dans ce long intervalle, à toutes les pratiques rationnelles, voire même à tous les traitements conseillés par les bonnes femmes. Aucun moyen n'avait réussi à la débarrasser de cette affection. A Paris, depuis cinq ou six mois seulement, l'humidité habituelle du climat et ses grandes vicissitudes avaient exaspéré sa sciatique, et reproduit presque tous les trois mois sa crise goutteuse sur les membres pelviens. Les traitements qu'elle a subis sous notre direction ne réussissaient pas mieux que ceux qu'elle avait suivis dans d'autres lieux, et par les conseils d'autres médecins. Nous l'avons soumise, il y a quinze jours environ, à l'usage des pilules de Lartigue : elle était à cette époque dans un de ses accès de goutte aux pieds, souffrant cruellement depuis six jours et gardant un repos forcé. Deux pilules furent administrées à six heures du matin sans aucun effet apparent ; deux nouvelles pilules, prises à midi, n'opérèrent pas plus efficacement. Une troisième dose de deux pilules fut prescrite à six heures du soir ; deux heures après, des garde-robes réitérées accompagnées de coliques et de défaillance, nous avertirent que le médicament agissait avec trop d'énergie. Des compresses émollientes sur le ventre, et, ce moyen simple n'étant pas suffisant, un seul quart de lavement avec la décoction de graines de lin calma les coliques, modéra les garde-robes, et provoqua une sueur générale copieuse suivie d'un sommeil tranquille, après lequel l'inflammation locale avait disparu presque entièrement. La sueur générale se soutint le lendemain ; il y eut encore, ce jour-là, deux garde-robes liquides sans coliques. Nous observâmes les mêmes phénomènes le lendemain. Sous leur influence, la fluxion goutteuse du pied acheva de se dissiper, et la douleur sciatique, qui ne manquait jamais de renaître à la disparition de cette fluxion, n'a pas encore reparu, quoique la malade se soit exposée depuis aux variations atmosphériques de ces derniers temps.

V. M. J. C., âgé de cinquante-huit ans, éprouve plusieurs fois dans l'année des douleurs cruelles dans la région épigastrique, précédées de vertiges, de céphalalgie et d'oppression. Deux ou trois jours après ces symptômes, le pied et le genou deviennent le siége d'une fluxion qui retient M. J. C. au lit pendant douze ou quinze jours au moins. Les pilules de Lartigue ont été administrées chez ce sujet à l'apparition de la fluxion goutteuse sur les jambes; nous n'avons pas osé les prescrire au moment où la goutte glisse, pour ainsi dire, de la tête à la poitrine, et de la poitrine à la région gastrique. Grâce à leur administration, des garde-robes se sont déclarées à la suite de la quatrième pilule et ont fait évanouir, peu d'heures après, l'appareil inflammatoire des membres pelviens, de manière à permettre au patient de se promener assez lestement dès le lendemain.

Les faits qui précèdent, et ceux beaucoup plus nombreux recueillis déjà depuis quelque temps, ne permettent plus de douter que les pilules de Lartigue ne remplissent parfaitement l'indication la plus urgente dans le cas de goutte; savoir : d'enrayer, de calmer ou de guérir les accès. Mais ces pilules guérissent-elles la goutte et l'empêchent-elles de se reproduire comme le fait, par exemple, le quinquina à l'égard de la fièvre périodique? On peut l'espérer sans doute; cependant les faits observés jusqu'ici n'autorisent pas encore cette conclusion : ce qu'ils établissent, et c'est déjà un résultat assez brillant, c'est qu'il y a peu de crises de goutte qui ne trouvent dans l'usage de ces pilules un remède très efficace et très prompt.

FUSTER , Professeur agrégé.
(Gazette des Hôpitaux, 30 juillet et 1er août 1840.)

Imprimerie de A. APPERT, passage du Caire, 54.

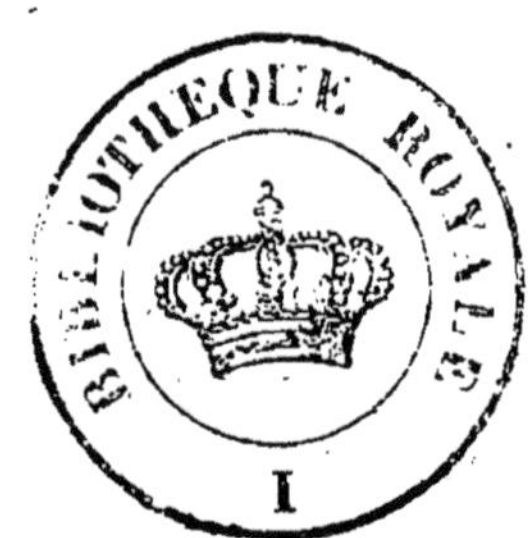